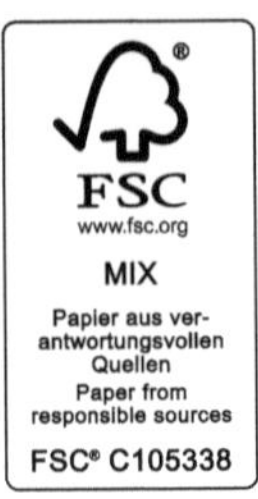

Bibliografische Information der Deutschen Nationalbibliothek: Die Deutsche Nationalbibliothek verzeichnet diese Publikation in der Deutschen Nationalbibliografie; detaillierte bibliografische Daten sind im Internet über dnb.dnb.de abrufbar.

„Herstellung und Verlag: BoD – Books on Demand, Norderstedt".

Autorin Hildegard Brüssow,
Zertifizierte Ernährungs- und Vitalstoffberaterin

Dies ist kein wissenschaftlicher Vortrag,
Ich befasse mich jedoch schon viele Jahre mit dem Thema
„ Gesünder mit Nahrungsergänzungsmittel".
Es soll nur ein Denkanstoß für Sie sein, man muss ja nicht immer
gleich mit Kanonen auf Spatzen schießen.

Selbstverständlich ist es gut das wir unsere Ärzte und die
Pharmalndustrie haben, aber ist es Ihnen nicht auch schon passiert,
dass trotz übler Symptome der Doc, nach allen möglichen
Untersuchungen, nur Ihre TOP Gesundheit feststellen konnte?
Hier möchte ich Mut machen, vielleicht doch mal einen anderen Weg
einzuschlagen.
Dieses Buch ist bewusst einfach verständlich gehalten, weil ich
finde, das einschlägige Fachlektüre nicht Alltagstauglich sind.

Viel Freude damit, Ihre Hildegard Brüssow

Die Seite für die Gesundheit und Familie
http://glueck.empfehlungsmarketing-h.one

Die Seite für Angehörige von demenzkranken Senioren
http://gesund-mit.empfehlungsmarketing-h.one

Inhalt

Rechtliche Hinweise

Einleitung

Woher weiß ich denn überhaupt, welche Vitalstoffe für welches Zipperlein verantwortlich ist ?

Gehen Sie zu einem Orthemolekular-Mediziner.
Er wird Ihnen anhand einer Blutuntersuchung genau sagen können, welche Micronährstoffe fehlen , bzw. zu wenig vorhanden sind . Das ist nicht billig, aber eine sichere Methode um einen Mangel auf den Punkt zu bringen. Der Hausarzt und der gute Heilpraktiker können oft auch in diese Richtung agieren.
Aber 100% Gewissheit bringt nur die
Orthemolikulare- Blutuntersuchung
Warum?
Eine Blutuntersuchung vom Hausarzt gibt immer nur über den IST-Zustand Auskunft, da sich unser Blut durch Lebensumstände auch schnell mal verändert ist das Ergebnis oft nicht wirklich hilfreich.

Also, wie können wir UNS selbst helfen ? Fangen wir mal
an...... Beleuchten Sie doch einmal IHRE Lebensumstände:
Stehen Sie unter Stess
Sind Sie Berufstätig und wuppen „nebenbei" noch den
Haushalt.   Haben Sie Kinder
Treiben Sie Sport , wenig oder aktiv?
Wie funktioniert das Privatleben
Rauchen Sie und gern mal Alkohol ?
Ist etwas in Ihrem Leben passiert, was alles veränderte ?
Diäten Sie oder haben eine hinter sich?

Es mag ja merkwürdig klingen, aber **nicht** nur negative
Situationen sind   Vitamin-Fresser

Unterschätzen wir bitte nicht den positiven Stress.
Wenn Sie dann noch über einen längeren Zeitraum ein
Problem mit sich herum schleppen, kann es ernsten
Schaden im Körper anrichten. Sehen Sie sich Tabelle 1 an,
finden Sie Ihr Zipperlein wieder?

Dann wird es Zeit etwas zu verändern.

Sie denken ja schon länger über Nahrungsergänzung
nach,
sonst würden Sie dies nicht lesen.   Richtig?

Vielleicht haben Sie sich auch schon mal
Nahrungsergänzung gekauft, z.B. ein Multivitamin oder
Calzium aus dem Reformhaus, Supermarkt oder
Apotheke?

Nun, der Ansatz ist nicht falsch aber dazu sollte man
folgendes wissen: Wie gut das Produkt ist, entscheidet
immer was drinnen ist und wie es gemacht wurde !

*NEEEE! Alles gleich !   Nur der Preis ist
unterschiedlich! Und der Arzt hat ja auch
schon gesagt, Nahrungsergänzung ist quatsch*

Na, Gott sei Dank, es gibt auch Ärzte die sehr wohl
für Nahrungsergänzung sind.
Okay, bleiben wir beim Thema.
Wie gut das Produkt ist, entscheiden die Inhaltsstoffe und
wie sie verarbeitet wurden. Nämlich zu einem gesunden,
helfenden Nahrungsergänzungsmittel.

Machen wir mal einen Abstecher >>>>>>>>zur Pharma-
Industrie. Gut das es sie gibt.   ABER.....

*Pharma-Industrien waren mal die schlimmsten
Widersacher der Nahrungsergänzung, verdienen sich aber
seit Jahren eine Goldene Nase damit.
Verstehen Sie das?*   Genauso ist es.
Und so verkehrt ist es ja auch nicht, Wenn es aber um
Nahrungsergänzung geht, will ICH keine Chemie
<u>Da vertraue ich mehr der Natur !</u>

Und was glauben Sie, was Ihr Körper lieber möchte.
<u>Künstliche Vitamine der Pharma-Industrie oder   aus
Pflanzen gewonnene, natürliche Vitamine, Mineralien und
Spurenelemente.</u>

Als ich mit Vitalstoff-Beratung begann, musste ich mir genau
diese Fragen stellen. Leicht habe ich es mir nicht machen
können, denn es gibt Unmengen Firmen die auch
Nahrungsergänzung aus Pflanzen herstellen. Wie sollte ich
daraus das richtige Produkt, für mich
und später für meine Kunden, finden. Mein Anspruch war
und ist immer noch, sehr hoch, ist ja nicht egal was ich
schlucke.

Also , was wollte/brauchte ich :

1. Ich suchte ein Biologisches Produkt
*
2. Eine Firma die alles selbst herstellt, von der Saat bis zum fertigen Pressling.
*
3. Mit einer hohen Bioverfügbarkeit.
*
4. 100% Kontrolle durch eigene Wissenschaftler
*
5. Ständige Weiterentwicklung der Produkte
*
6. Viele Jahrzehnte Erfahrungen .

Sie können sich vielleicht vorstellen, das eine Firma nach der Anderen bei mir durchs Raster viel. Mein Anspruch war hoch. Aber dann durfte ich Nutrilite™ kennen lernen. Das war und ist bis Heute der Kracher. Denn diese Qualitäts-Marke erfüllte nicht nur meine Erwartungen.
Da ist noch viel mehr. Als erstes Multivitamin das „1xTäglich" 1934 entwickelt, und über die Jahre selbstverständlich immer verbessert. Von „Öko-Test" getestet (Heft Nr.K0901) und als **bestes** Multivitamin gewertet Und das bis HEUTE. Alles nachzulesen z.B. unter
www.amway.de/user/gerdes

Nun, endlich hatte ich „meine" Produkte und damit erst
einmal **MEIN** Immunsystem gestärkt,
Mit dem B Komplex spürbar meine Leistungsfähigkeit
erhöht, mit Calcium die Kopfschmerzen fast in
Vergessenheit gebracht und die Arthrose in den Knien
(ich stand kurz vor einer OP, 2008) zu 95% im Griff
ohne OP.

**Schafft das Vertrauen ? Ich meine JA !
Seit 2009 empfehle ich meinen Kunden
ausschließlich Nutrilite™**

Es gibt meiner Meinung nach, keine bessere
Nahrungsergänzung Wie schon gesagt, 80 Jahre
Erfahrung. **Die Nr. 1 am Weltmarkt**
Aber zurück- es soll ja Ihre Entscheidung bleiben was Sie
schlucken und ich möchte Ihnen im folgenden Teil zeigen
was unserem Körper GUT TUT und wie SIE IHR
Immunsystem stärken können.

GLAUB MIR KEIN WORT
verwirf auch nichts
Probier es aus
dann wirst du es wissen -

-Leitspruch der pazifischen Heiler-

Seit ich mich intensiv mit diesem spannenden Thema
„gesunde Ernährung" beschäftige , stieß ich in meinen
Beratungen ständig an diese Grenze.....

Man glaubte mir nicht!

Bzw. Sie wollten es nicht hören.

Aber so schnell gebe ich nicht auf. Immerhin hat der
Mensch ja auch über 113 Jahre gebraucht um zu
verstehen das Vitamin C
nicht nur für Seeleute gut ist.

Vitamin C = Ascorbinsäure = **A**nti-**S**korbut-**S**äure

Hätten Sie gedacht das 80 % aller Krankheiten
ernährungsbedingt sind ?
(lt.WHO) Weltgesundheitsorganisation

Vorbeugen kann man nicht früh genug,
und am besten bevor ständige Müdigkeit,
Lustlosigkeit und Dauerstress unsere körperliche
und geistige Befindlichkeit so beeinträchtigen,
dass Lebenslust und Lebensqualität immer mehr
abnehmen.

Schon Hippokrates-er lebte 460-370 vor Chr-, sagte:

" Krankheiten befallen uns nicht aus heiterem Himmel. Sie entwickeln sich aus täglichen Sünden. Wenn sich diese gehäuft haben, brechen sie unversehens hervor."

Und über diese „Sünden" muss man mal nachdenken

Der Mensch ist was er isst:
und das ist die Ernährungsrealität:

" ich esse Obst, jeden Morgen eine Banane "

" jeden Tag frisches Gemüse, zum Mittagessen "

"Ich nasche gesund, mit Milchschnitte"

" ich trinke Kaffee, Wasser schmeckt nicht "

"ich habe keine Zeit zum kochen "

und welche Ausrede haben Sie?

Wissen Sie wie viel Obst und Gemüse wir essen müssten
um ausreichend mit Vitaminen versorgt zu sein ?

Lt. Ernährungspyramide:

3 Portion Gemüse (frisch zubereitet)

2 Portion Obst

4 Portion Vollkorn Produkte

3 Portion. Milch und Käse

1 Portion Fisch oder Geflügel

Eine Portion ist ca. eine gute Handvoll

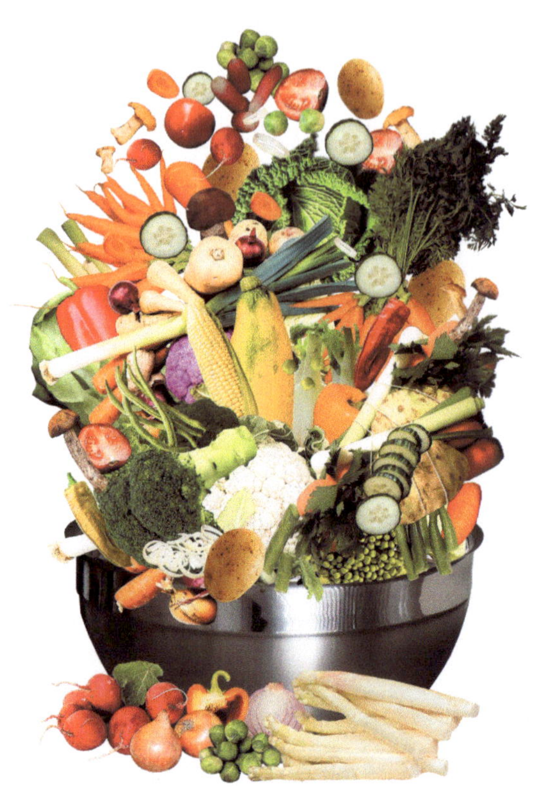

Schaffen sie`s ? Ich nicht !
Gesundheitsexperten wie **Dr. H. W. MüllerWohlfahrt**
gehen davon aus dass die offiziellen Empfehlungen
lediglich zur Vermeidung von Mangelzuständen genügen
und somit nicht zur Gesundheitsförderung taugen. Und
dann sind da noch die ....

<u>........Vitamin & Mineralien Räuber</u>

Dauerstress+Schichtarbeit+
Chronische Krankheiten+
Rauchen+Alkohol+Hochleistungssport
Längerfristige Medikamenteneinnahme
+Bewegungsmangel

Um nur einige zu nennen
und das sind die Killerfaktoren

Turbowachstum erwünscht : extreme Düngung ,
zu frühe Ernte, bestrahlte Lebensmittel, lange
Transportwege, Fast Food Esskultur Mikrowelle & Co, die
schnelle Küche, schlechte bis ungenügende Lagerung
sind „NADELSTICHE ODER GIFTPFEILE"
Unser Immunsystem ist unter Dauerbeschuss ! Immer
mehr Zusatzstoffe in den Nahrungsmitteln   und
Umweltschadstoffe gefährden die Gesundheit.
Umweltfaktoren wie Luftverschmutzung fördert
Entzündungen und Krebs

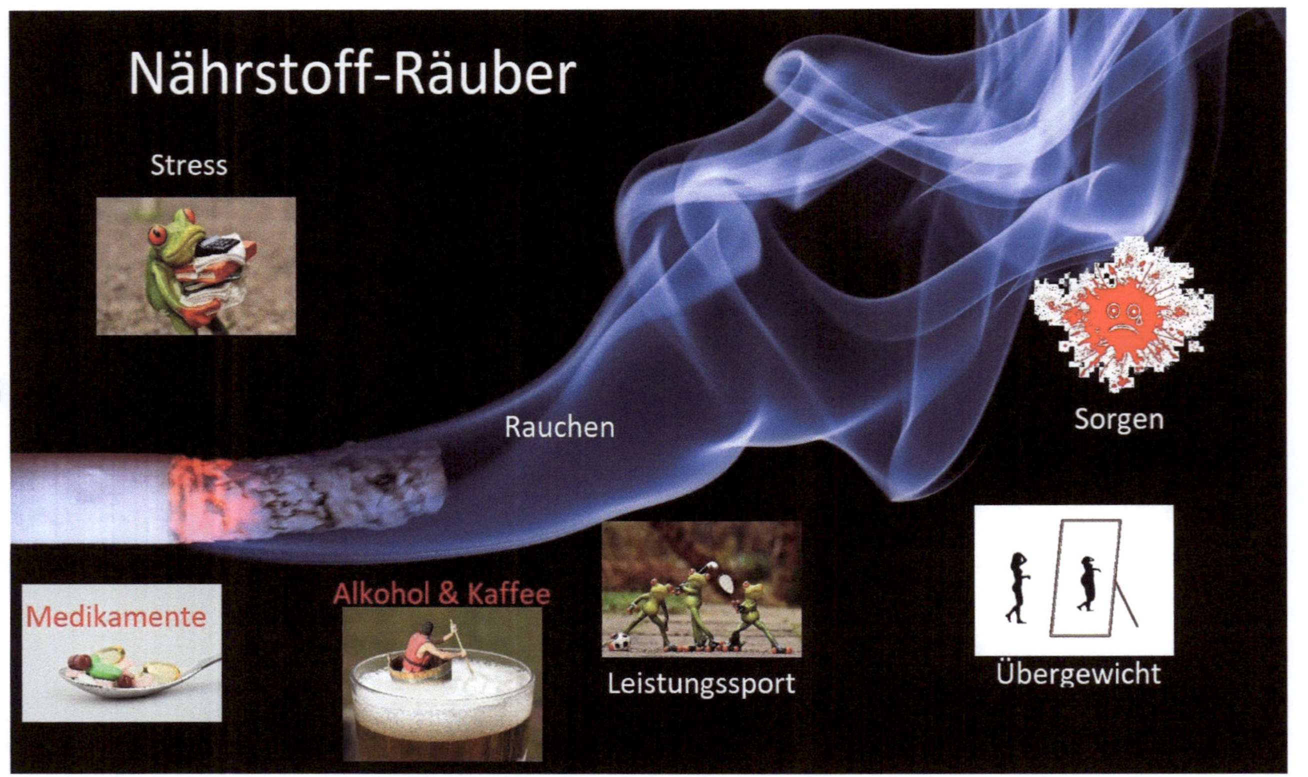

Nährstoff-Räuber
Stress
Rauchen
Sorgen
Medikamente
Alkohol & Kaffee
Leistungssport
Übergewicht

Die Zeit das wir nur einen Apfel pro zu Tag essen brauchten um genügend Vitamin C im Körper zu haben ist lange passee´. Falsches Essen kann die Entstehung von Krankheiten begünstigen, das beweisen zahlreiche Studien.

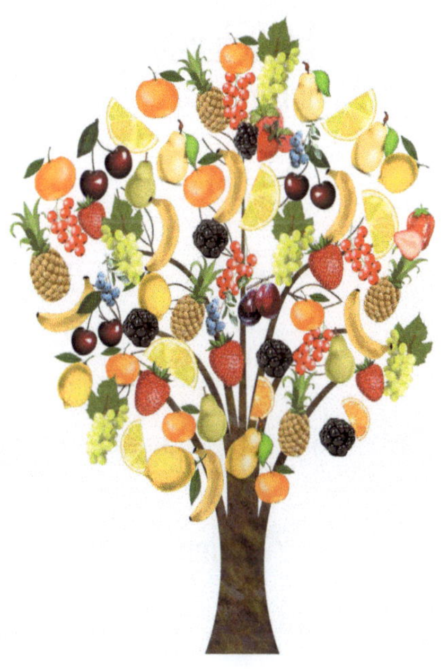

Diejenigen, die meinen, auf sie träfe es nicht zu,
sind nicht risikofrei.
Mach doch mal einen Essenplan nach der Vorgabe von
der nächsten Seite (20)

<u>**Täglich   Wenig :**</u>

Tierische Fette + Süßigkeit + Alkohol
1-2 x Milch und Milchprodukte
Weißmehl-Produkte

<u>**Täglich viel**</u>
Trinken ca. 2-3l

2-3 x Gemüse

2 x Obst

<u>**Pro Woche**</u>

2-3 x Fleisch

2-3 Eier

1-2 x Fisch

Viel Bewegung 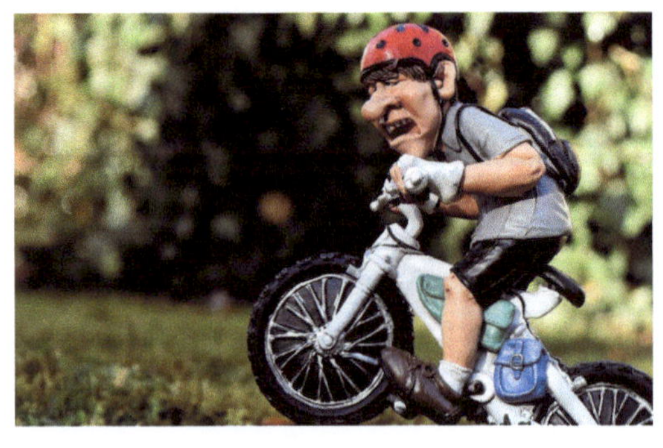

Warum diese Mengen ?

WEIL......... kaum noch Mineralien, Vitamine und
Spurenelemente in dem ist, was wir essen.

Weil heute auch Vollwertkost nicht mehr ausreicht.

Wer dennoch argumentiert :
"aber ich ernähre mich doch gesund" ,
handelt sicher im guten Glauben,
aber kaum jemand wird, über kurz oder lang, an einer
Erkenntnis vorbeikommen,

<u>es gibt nur eine Art der Optimalen Vorsorge :</u>

GESUNDE ERNÄHRUNG P L U S NAHRUNGSERGÄNZUNG

*<u>Hirnforscher **Prof.Dr.Konrad Beyreuther** sagt: "
Die Ernährung ist wahrscheinlich die ganz entscheidende
Komponente bei Alzheimer." und jeder zweite
Krankenhauspatient über 70 ist mangelernährt</u>*

<u>**91** Mineralien braucht der Mensch:</u>

<u>Erwachsener :</u>   **60** Mineralien,
16 Vitamine   **12** Aminosäuren,
3 Essenzielle Fettsäuren (Omega 3)

<u>Ein Säugling</u>   **2-11** Mineralien

Hund: **41** / Ratte: **22**

Im Zoo gibt es keinen Vitaminmangel
Warum wohl ?
Diese Tiere sind teuer und sollen ja gesund bleiben

Bekommen SIE alle
Aminosäuren-Bausteine?

Sie sind unentbehrlich

Aus 9 (essentiellen) Aminosäuren baut sich unser Leben auf;

13 weitere kann der Körper daraus bilden.
Fehlt uns aber nur **ein** Baustein, verlieren wir
Muskelmasse, der Stoffwechsel schläft
und Sie werden schlapp und träge

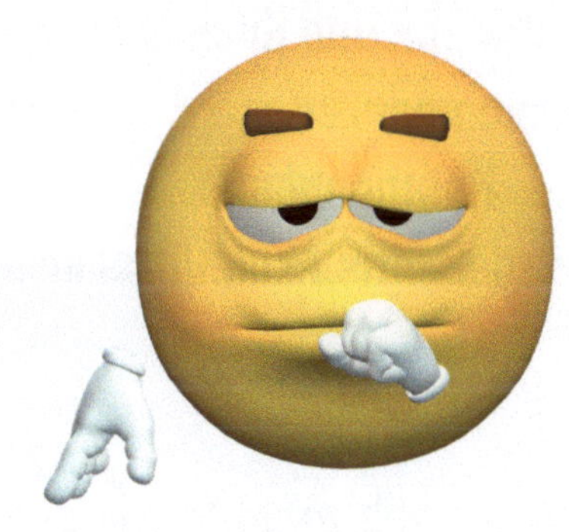

Der Körper übersäuert und das passiert ::.......

Kopfschmerzen   Konzentrationsschwäche
Migräne ,   Erhöhte Allergiebereitschaft
Infektanfälligkeit   Osteoporose
Erhöhte Entzündungsbereitschaft   Gicht
Karies   Schlafstörungen
Abgeschlagenheit   Müdigkeit
Verdauungs-   und   Magenbeschwerden
Übergewicht   Gereiztheit
Stressanfälligkeit   Rheuma & Arthrose
Bindegewebsschwäche   Cellulitis
Faltenbildung   und   Schwangerschaftsstreifen
Krampfadern   Muskel- und Wadenkrämpfe
Erhöhter Blutdruck und Kreislaufprobleme
Glieder-und Gelenkschmerzen   Verspannungen
Hautprobleme
(Ekzeme,Neurodermitis,Akne,Pilzerkrankung)

wie gesagt, ich möchte Sie nur
nachdenklich machen !!

Lernen Sie sie kennen.
Die Farben der Gesundheit
Die Vielfalt der Pflanzeninhaltsstoffe

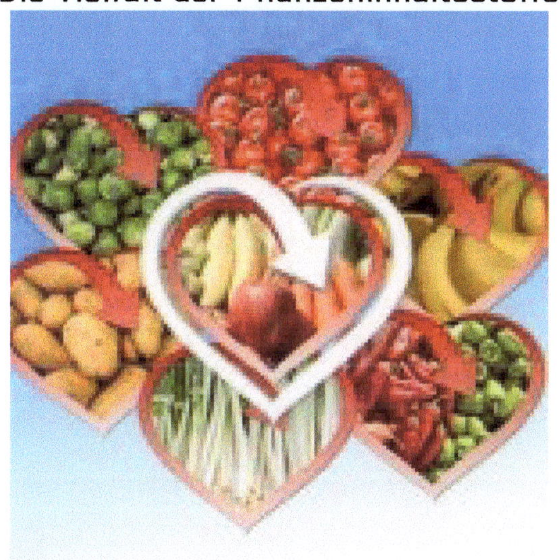

Pflanzeninhaltsstoffe sind natürliche Stoffe, welche in Pflanzen
gefunden wurden und ihnen ihre unverwechselbare Farbe
verleihen.
Ernähren Sie sich täglich nach den Farben des Regenbogens.
Unterteilen Sie
Obst und Gemüse in fünf Gruppen:

Rot, Orange/Gelb, Grün, Blau, Violett, Weiß
Verbinden Sie Ihren Essen-plan von S.18

! Perfekt !
-25-

Rote Äpfel

Moosbeeren

Wassermelonen

Pink Grapefruit

Guaven

Granatäpfel

Radieschen

Himbeeren

Erdbeeren

Acerolakirschen

Tomaten

Kürbis   Papaya   Mais

Ananas   Zitronen

Süßkartoffeln

Passionsfrucht   Orangen

Melonen   Karotten

Apfrikosen   Mandarinen

Kohl   Spinat   Grüne Paprika

Brunnenkresse   Kopfsalat Zucchini

Brokkoli   Rosenkohl

Grüne Bohnen   Sojabohnen

Grüner Tee

Auberginen
Schwarze Bohnen
Pflaumen   Rote Beete
Brombeeren   Feigen   Rotkohl
Weintrauben   Blaubeeren
Violette Süßkartoffeln
Schwarze Johannisbeere

Rettich
Champingnons   Zwiebeln
Rüben   Pastinaken
Knoblauch   Blumenkohl   Birnen
Weiße Kidneybohnen
Wachsbohnen

Ihnen fallen bestimmt noch einige Obst und Gemüse Sorten
ein die jetzt hier nicht stehen, soll ja auch nur ein kleiner
Wegweiser sein.

Achten Sie auf die Farben-ist doch einfach?

Aber geben Sie sich Zeit, Gewohnheiten lassen sich nur
schwer abstellen.

Beobachten Sie sich, stimmt das Verhältnis der Portionen
und wird damit der Tagesbedarf an Vitalstoffen wirklich
abgedeckt?
Es nützt ja nicht, wenn die Menge der Mahlzeiten erhöht
werden, nur um den Tagesbedarf zu erreichen.

Es sei denn sie wollen zu nehmen

Nehmen Sie Butter, Olivenöl , Kokosöl , Omega 3 Öl, Rapsöl
mit Omega 3 ,   für die Zubereitung der Speisen.
Und nicht zu verschwenderisch.
Dunkles Fleisch statt Helles.
Öfter mal Fisch
Viel Gemüse
Nicht zu viel Obst

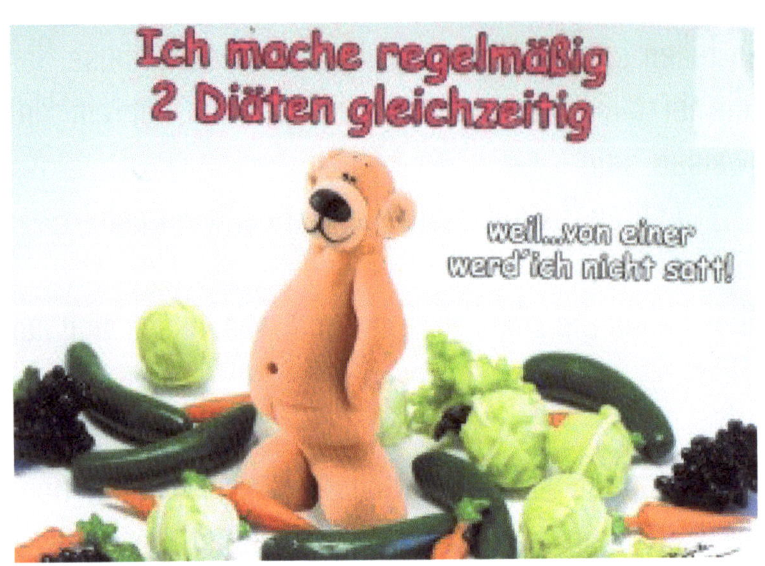

Sie wissen noch ?

1 Portion von jeder Farbe , jeden Tag
1 Hand = 1 Portion

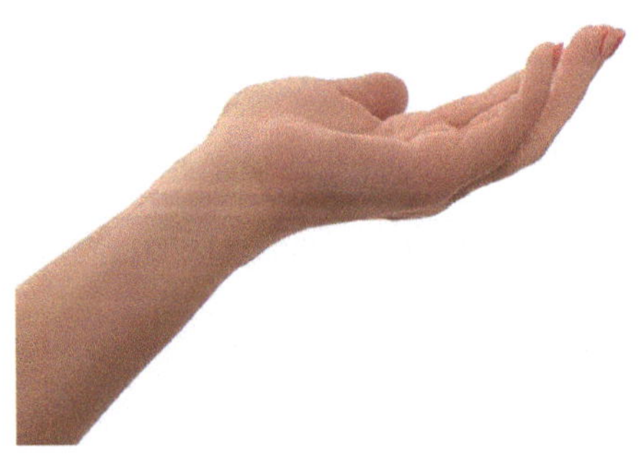

Ich schaffe das nicht und
die meisten Menschen
mit denen ich
gesprochen haben gaben
dies auch zu.
Und genau darum
empfehle ich meinen
Kunden

Nahrungsergänzungen !   Aber nicht irgendeine

Sebastian Kneipp sagte :

"Wer nicht jeden Tag
ein wenig Zeit und Geld
für seine Gesundheit
einsetzt, der muss
vielleicht eines Tages
viel Zeit und Geld für
seine Krankheit opfern."

Tabelle 1

Artrose / Gicht	Vit. C Calcium Magnesium	Protein Pflanzlich	
Bluthochdruck	Vit.C Calcium	Calcium Magnesium	
Demenz	Omega 3 Ginko	Vit B Komplex	
Depressiv	Vit D Vit B12	Vit B Komplex	
Herzschwäche	Q 10	Vit. D Omega 3	
Herz-Rhytmusstörung	Q 10 Calcium	Vit D Omega 3	Weißdorn
Magen-Darmbeschwerden	Q 10	Vit. D Omega 3	
Cholesterin	Lecitin Omega 3	Vit. C	
Kopfschmerz/Migräne	Magnesium Calcium	Vit C	
Osteoporose	Magnesium Calcium	Vit D	
Prostatabeschwerden	Zink Vit E	Aminosäuren Betasitosterin	
Rheumatische Beschwerden	Enzyme Calcium	Calcium Omega 3	Vit D Glucosamin
Schlafstörung /Unruhe Ängste	Vit B Komplex	Magnesium Calcium	Baldrian Johanniskraut
Wechseljahre	Vit C	Vit E	
Diabetes Typ 2	Chrom Zink	Magnesium Vit B + E	Magnesium Fibre Powder
Schuppenflechte	Selen Omega 3	Vit C Weizenkeim	Q 10

Tabelle 1

Apetitlosigkeit	Multicarotin		
Muskelkrämpe	Magnesium		
Trockene Schleimhäute	Weizenkeim		
Sehschwäche Makuladegeneration	Multicarorin Vit C	Heidelbeere Vit A	Zink Selen
Schwangerschaft			
Allergie	Multicarotin	Calcium	

Fettlösliche Vitamine sind die Vitamine E D K A . Sie können sich im Körper ablagern, weshalb eine Überdosierung möglich wäre, allerdings eher bei den Chemisch hergestellten.
Wasserlösliche Vitamine werden vom Körper ausgeschwemmt, darum ist eine tägliche Einnahme sinnvoll.

Grundsätzlich ist eine Vergiftung durch Überdosierung von Nutrilite® – Vitalstoffen nicht bekannt.

Einfach ausgedrückt, es gibt auch keine Überdosierung wenn man zu viel Salat oder Gemüse isst.

Sie sind **NATUR PUR**
www.amway.de/user/gerdes>>>>>>>>>hier finden Sie alle Informationen zu den Vitalstoffen und ihrer besonderen Herstellung

Tabelle 2

Ernährungsrelevante Vitalstoffe lt. EU
Empfohlener Tagesbedarf lt. EU RDA

Vitamin E	12 mg
Vitamin D	5 µg
Vitamin K	75 µg
Vitamin A	800 µg
Vitamin C	80 mg
B 1 tiamin	1,1 mg
B2 riboflavin	1,4 mg
Niacin	16 mg
B 12	2,5 µg
B 6	1,4 mg
Fohlsäure	200 µg
Pantohotensäure	6 mg
Biotin Vit. H	50 µg
Calcium	800 mg
Phosphor	700 mg
Kalium	2000 mg
Chlorid	800 mg
Magnesium	375 mg
Eisen	14 mg
Zink	10 mg
Jod	150 µg
Mangan	2 mg
Kupfer	1 mg
Chrom	40 µg
Fluorid	3,5 mg
Molibdän	50 µg
Selen	55 µg

<u>Ein ganz besonderes Augenmerk möchte ich auf</u>
die B-Vitamine <u>lenken</u>

Sie sind wasserlöslich und werden darum nicht gut,
eher gar nicht in unserem Körper gespeichert.

Alle Vitamine, ohne Ausnahme , spielen eine
Lebenswichtige Rolle.

Natürlich können wir alle Vitamine aus unserer Nahrung
bekommen. Das Problem ist nur, das wir die dafür
erforderliche Menge nicht essen können.
Ich meine die wir als Tagesbedarf brauchen.
Die Tabelle lt. WHO (**W**orld **H**ealth **O**rganization) für den
Tagesbedarf berücksichtigt zwar, das wir Menschen sind,
aber nicht das was wir leisten, welchen Umständen wir
täglich ausgesetzt sind.
Und wissen wir überhaupt welche Nahrungsmittel für eine
optimale Versorgung in Frage kommen ?
Die B Vitamine sind da aber schon sehr speziell. Sie sind wie
eine Familie und funktionieren nur optimal, wenn alle B-
Vitamine zusammen sind. Was uns dann auch gerne
verschwiegen wird, wenn uns z.B. das Vitamin B 12
angepriesen wird

<u>**B 1   Thiamin**</u>

Serotonin (unser Glückshormon) und Adrenalin haben wir schon gehört?
Sind genug davon im Körper vorhanden, fühlen wir uns gut.
Aber das ist lange nicht alles.   Geht es darum unsere Lernfähigkeit und Konzentration zu stärken, brauchen wir **B1** . Es leitet aber auch die Nervenimpulse für Gehirn und Muskeln
Und Essen wir gern Weißmehl und Zucker steigt der Bedarf an an **B1**.

Mangelerscheinung kann dann sein :
   Schlaflosigkeit
   Stimmungsschwankung
   Müdigkeit
   Reizbarkeit
   Aggressivität
   Demenz

<u>**B 2   (Riboflavin)**</u>

Bringt Energie in die Zelle und schützt uns vor
den   „Freien Radikalen „.
Was ist das eigentlich?

Freie ungebundene Radikale versetzen biologisches Gewebe in oxidativen Stress.

Die Theorie der freien Radikale baut darauf auf, dass infolge

der Stoffwechelprozesse aus molekularem Sauerstoff

in Zellen sogenannte *freie Radikale* entstehen. Diese kurzlebigen

Fragmentmoleküle, wie beispielsweise das •OH, spielen bei einer
Reihe von zellbiologischen Prozessen eine wichtige Rolle und sind
durch verschiedene analytische Verfahren nachweisbar. Der US-

amerikanische Biogerontologe Denham Harman stellte 1956 die
These auf, dass diese freien Radikale die Ursache des
Alterungsprozesses sind.   Mit ihrer Freisetzung schädigen die freien
Radikale für die Funktion der Zelle wichtige Moleküle, wie die DNA,

die RNA und eine Vielzahl von Proteinen und Lipiden.
Dies führt, so die These, zu einer stetig wachsenden Ansammlung
von geschädigten Zellkomponenten, was wiederum den komplexen
Alterungsprozess bewirkt. Die Zellen selbst sind in der Lage,
Substanzen zu produzieren, die freie Radikale unschädlich machen

können, indem sie mit ihnen reagieren oder sie katalytisch zerlegen.

Genug Wikipedia?   Einfacher ?

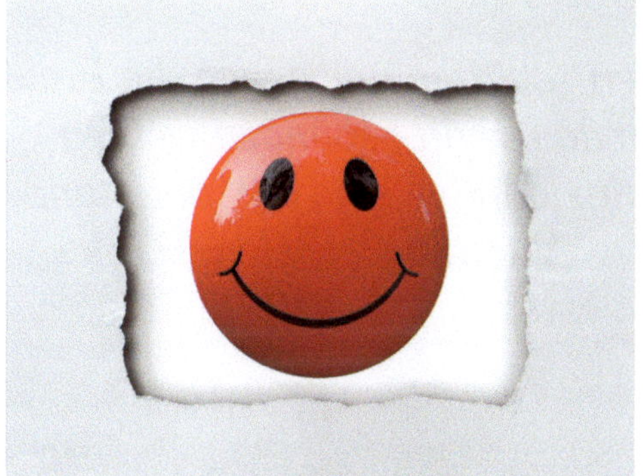

Stellen Sie sich eine Party vor, alles ist gemütlich. Nun kommen einige gut gebaute Männliche Singles (Freie Radikale) dazu. Das bringt mächtig Stress in die Paare (Zellen). Sind die Beziehungen nun schon leicht geschwächt, hat der gut gebaute Single ein leichtes Spiel und kann problemlos in die Beziehung (Zelle) eindringen. Er macht sich breit, schnappt sich das Weibchen. ALARM

Der Partner (müde Zelle)bleibt angeschlagen zurück.
Das Freie Radikal wird stärker.

Passiert das nun zu oft, wird unser Immunsystem immer mehr geschwächt, die Radikalen haben ein immer leichteres Spiel.
Sind unsere Paare (gesunde Zellen) stark, haben die Radikalen   NULL CHANCE.
Sind es nicht zu viele, ist es kein Problem aber wenn es zu viele werden schwächelt unser Immunsystem, wir werden uns über kurz oder lang nicht nur krank fühlen!   Sie können dann auch
Arterienverkalkung, Rheuma, Krebs und
Alzheimer auslösen

Antioxidantien schützen uns gegen die Freien Radikalen, da diese dann dauerhaft gebunden werden
Sehr gute Antioxidantien sind z.B. unter anderem
Vitamin C, Selen, Zink

Wollen wir unser Gewicht reduzieren, kann das

B2   hilfreich sein, da es den
Fettstoffwechsel und   Kohlehydrat Abbau unterstützt.
B2 mach uns schöne Haut und gute Laune

B 2 Mangel kann auslösen:
            schmerzhaft juckende Hautstellen,
            Risse an Lippen und Mundwinkel,
            Lustlosigkeit
            Depressionen
            Lichtempfindlichkeit
            tränende und brennende Augen
            leicht entzündliche Schleimhäute

B 3   Niacin

Haben wir genug B2 und B6 im Körper,
bildet sich das B3 selbst.   Es ist eine wichtige Verbindung zu
anderen B Vitaminen.
Fehlt diese Verbindung.....lesen Sie sich mal diesen Krimi>>

*Unser Körper will Tryptophan herstellen. Ihm fehlt aber dazu das wichtige **B3**. Nun, voller Panik düst unser Trypto durch die Blutbahnen und schnappt sich frech alles an Vitamine, was sich nicht schnell genug wegduckt. Aber das allein hilft ihm nicht.*

Kein B 3 , kein Serotonin = kein Glückshormon. *Also kein Melatonin. Jetzt werden wir traurig, unzufrieden, können nicht gut schlafen.*

B 3 *unterstützt unsere Leber gegen unsere Zivilisations-schwächen wie Alkohol, Pestizide, Rauchen und der arme Trypto läuft weiter ins leere und nun wundert Mensch sich, das er bei mittelmäßiger Laune, vielleicht auch aggressiv und nervös ist.*

B3 senkt Blutzucker

senkt Blutfette

stärkt unser Immunsystem

wirkt gegen Blasenkrebs

Kann bei einem Mangel auftreten:

Schlafstörung

Unruhe

Aggressivität

B 6   Piridoxin

Kämpft direkt an der Basis der Muskeln.
Bringt Aminosäuren an die Nerven, Muskeln und in unser
Immunsystem.
B6 hilft bei der Entstehung   von Dopamin und
Serotonin.

Die Folge eines Mangels von B6:
                    Schlafschwierigkeit
                    Nervosität
                    Schlechte Laune
                    Depressionen
                    motorische Einschränkung
                    Muskelzuckungen,Krämpfe
                    Hautirritationen
                    Arteriosklerose Risiko
                    abnormale Gehirnstörungen

B 7 (Biotin)

So unterschätzt.

Bei Biotinmangel wird weniger Glucose hergestellt, was eine verminderte Energiebereitstellung zur Folge hat.

Auch hier die gute Nachricht:

unser Körper kann es sehr gut selbst herstellen.

Trotzdem kann ein Mangel auftreten z.B.
bei einer längeren Einnahme von:
Antibiotika,
Chronischer Alkoholmissbrauch,
Oder ein regelmäßiger Gebrauch von Abführmittel vorliegt.

Die Folge kann sein :

- Fettstoffwechselstörungen
- Depressionen
- Verminderter Wachstum und verlangsamte Entwicklung von Kindern
- Haarausfall
- Muskelschmerzen
- Übelkeit und Durchfall

<u>**B 9   (Folsäure)**</u>

Für Gewebe und Blutbildung.
Reguliert die Zellteilung
Hilft das Homocystein abzubauen das für Herzinfarkt und
Schlaganfall mit verantwortlich ist
Steigen die Homocystein Werte an kommt es zu Arteriosklerose
B 9 unterstützt alle Wachstumsprozesse in unserem Körper.

Fast alle Deutsche haben zu wenig Folsäure im Blut ,

Folge kann sein:
Neuralrohr-defekte bei Neugeborenen
Herzinfarkt
Früh und Fehlgeburten
Sprachstörung bei Kleinkindern
Blut und Gefäße
Demenz
Schwerhörigkeit
Blässe
Müdigkeit
Entzündungen im Mund
Verdauungsstörung
Infektanfälligkeit

<u>B 12   Cobalamin</u>

Unverzichtbar für eine optimale Zellteilung,
Zellwachstum und Blutbildung.
Zuwenig B12 lässt uns unweigerlich, vorzeitig altern, macht
vergesslich, müde und dick.
Nachricht an die Vegetarier:
B 12 findet sich fast nur in tierischen Lebensmitteln.

Fassen wir nochmal zusammen;
Zuwenig B Vitamine äußern sich meist in :
Hirnfunktionsstörung
Persönlichkeitsveränderung
Kopfschmerzen
schwache Muskulatur (auch das Herz ist ein Muskel)
Lernstörung / Gedächtnisstörung
Depressionen
Herzrhythmusstörung
Schlafstörung
Unruhe
Aggressivität
rissige Hautstellen
Verdauungsstörung
Übelkeit
PMS

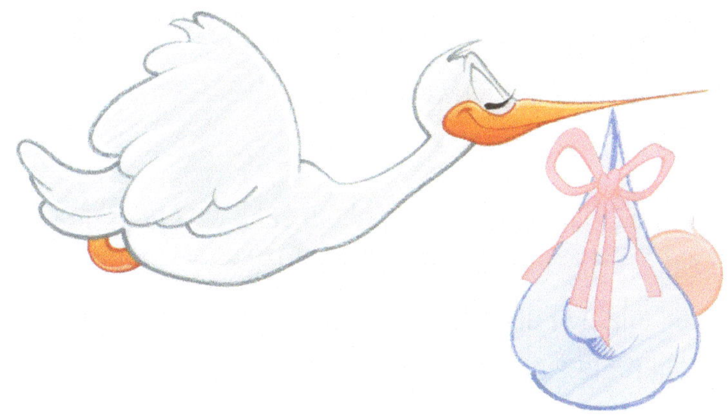

Baby geplant ?
Folsäure, schon vor der Schwangerschaft nehmen,
wenn der Wunsch besteht. Wird mittlerweile sogar vom Arzt
verordnet.   (leider, die aus kosten gründen, chemisch
hergestellten)

Ein Folsäure Mangel kann zu Fehlbildungen und Fehlgeburten
führen. Nun ist in unserer Nahrung viel Folsäure enthalten, wird
aber beim zubereiten / kochen größtenteils zerstört, so das
eine tägliche Zugabe als Nahrungsergänzung sinnvoll, ja, wichtig
ist.
Ich will nicht bange machen, aber Folsäure ist für die
Zellentwicklung des Fötus lebenswichtig, ein Mangel ist schuld
daran wenn z.B. Babys mit offenem Rücken geboren werden und
bei Frauen ist der Folsäurespiegel überhaupt meistens sehr
niedrig, so dass eine zusätzliche Einnahme möglichst schon
genommen werden sollte, wenn der Wunsch auf ein Baby da ist.

Außerdem ist ein **Vitamin B Komplex** sehr gut für die Entwicklung des Babys und kann ein wenig über die eigene morgendliche Übelkeit hinweg helfen.

Vitamin D ist für die Knochenbildung sehr wichtig. Nun wird ja oft gesagt 20 Min. an der Luft reichen. Ich selbst stelle dies in Frage, vor allem in den Wintermonaten.
Hinterfragen Sie sich einmal wie viel „Körper", Licht und Sonne abbekommt. Vitamin D Mangel führt zu Störungen im Calcium Stoffwechsel und führen zu Rachitis (früher auch Englische Krankheit genannt).
Übrigens ist mit natürlich hergestellten Vitaminen eine Überdosierung fast unmöglich. Sie vergiften sich ja auch nicht, wenn Sie zu viel Salat oder Gemüse essen.

<u>* eine Anmerkung:</u> nicht ein Chemisch hergestelltes Vitamin mit einem natürlich hergestellten Vitamin gleicher Sorte gleichzeitig nehmen.   Dann wäre vielleicht eine Überdosierung möglich.

Fazit

- Chemisch hergestellte Vitamine sind in der Wirkung nicht so effektiv.
- Alle Vitamine sollten ausreichend im Körper vorhanden sein
- Fast alle Zivilisationskrankheiten sind auf einen Chronischen Mangel zurückzuführen.
- Mit unserer normalen Ernährung bekommen wir nicht mehr die notwendigen Vitamine, Mineralien und Spurenelemente in ausreichender Menge.
- Wir bauen schleichend einen Mangel auf, der uns nicht gut tut.
- Nur ein **Vitamin B Komplex**, kann die Homocystein Werte um 50-60% senken und senkt somit die Gefahr einen Herzinfarkt oder Schlaganfall zu bekommen, dramatisch. Es macht also wenig Sinn, nur ein einzelnes Vitamin B zu schlucken.
- B Vitamine kräftigen das Bindegewebe, unterstützen das Immunsystem und geben **ENERGIE**
- Die Einnahme von Nahrungsergänzungen helfen entscheidend bei der Unterstützung unseres Immunsystems.
- Gib dem Körper seine Chance, alles braucht seine Zeit

Erste Hilfe bei Erkältung

5g Vitamin C
ca. alle 6 Stunden

Vitamin C Pulver kann den Magen reizen

Zink 1x Täglich

Autor: Hildegard Brüssow
25335 Elmshorn
hildegard.gerdes@gmx.de

http://www.empfehlungsmarketing-h.de

Eine Vitamin Online Beratung können Sie hier erhalten:
http://glueck.empfehlungsmarketing-h.one/onlinberatung

Weitere Bücher sind :
„Finde deine Mitte" eBook

„Besser leben" eBook

„Phobien besiegen" eBook

„Leben in der Balance" eBook

„Grillsaison - Rezeptbuch" eBook

„Leckeres aus dem Klütengymnasium -Kochbuch"

„Wenn der Doc nicht weiter weiß" Broschüre und eBook

Bilderquelle: Pixabay

Quellen Nachweise Wikipedia
                Nutrilite Akademie
                Dr. Strunz Vitamine
                Vitamine,Mineralien & CO.

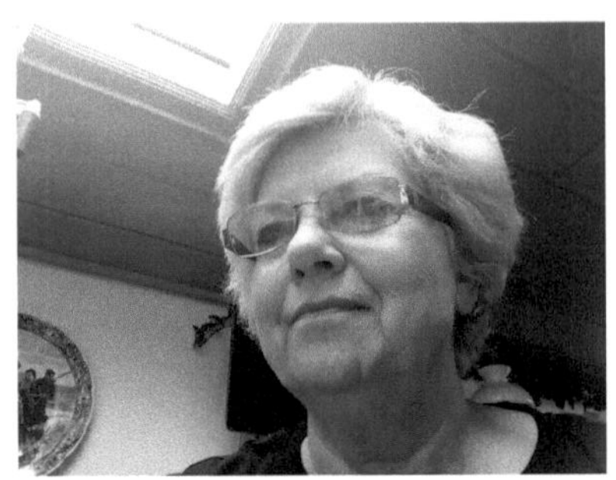

Ich wünsche das Sie in diesem Buch viel Hilfreiches entdecken
und Nutzen daraus ziehen können.

Dann wäre mein persönliches Ziel erreicht.

© Hildegard Brüssow